I nuovi strumenti per la sicurezza negli ambienti ospedalieri

Gabriele Meggiato

Mestre, 2/3/2017

INDICE

INTRODUZIONE   5

CAPITOLO 1 - STRUMENTI PER LA
SICUREZZA

1.1 - Definizione di "sicurezza"   7

1.2 – I nuovi strumenti   11

1.3 - Metodologia per la sicurezza   15

CAPITOLO 2 - ANALISI DELL'AMBIENTE AI
FINI DELLA SICUREZZA

2.1 - Percezione dell'ambiente   17

CAPITOLO 3 – GESTIONE DELLA
SICUREZZA

3.1 – I sistemi di gestione   23

CONCLUSIONI   27

BIBLIOGRAFIA   29

INTRODUZIONE

L'attenzione alla sicurezza dei lavoratori ha negli ultimi anni raggiunto una consapevole maturità, soprattutto nelle aziende sanitarie, dove i sistemi di gestione sono diventati da anni la struttura portante dei vari processi lavorativi. Per queste aziende non è stato pertanto difficile, implementare sui sistemi di gestione già in atto, anche la parte relativa alla gestione per la sicurezza e la salute dei lavoratori.

Nei decenni successivi alla legge 626/94, prima vera imposizione sulla gestione della sicurezza, anche se interpretata da parte delle aziende meramente come semplice "valutazione dei rischi", si è passati ad una vera "gestione del rischio" e quindi della sicurezza, studiando nuovi approcci, basati sul modello gestionale già utilizzato per la gestione per la qualità.

Così come la qualità prevede l'orientamento al cliente, così la gestione della sicurezza è orientata verso il lavoratore per garantire la sua salute e la sua sicurezza.

Con il successivo D.Lgs.81/08 (Testo unico sulla Sicurezza) e le successive modifiche ed integrazioni, sono state raccolte in un unico testo, tutte le precedenti legislazioni sulla sicurezza, rendendo facilmente fruibile alle aziende l'intero panorama prescrittivo.

Nel prosieguo del documento verranno messi in evidenza quei sistemi che rappresentano i nuovi strumenti per la corretta gestione della sicurezza negli ambienti sanitari.

CAPITOLO 1 - STRUMENTI PER LA SICUREZZA

1.1 - Definizione di "sicurezza"

Quando si parla di sicurezza sul lavoro, si intende la situazione nella quale il lavoratore è posto nella condizione di lavorare senza esporsi al rischio di incidenti, in particolare il luogo di lavoro deve essere dotato degli accorgimenti e degli strumenti necessari per fornire un sufficiente grado di protezione contro la possibilità che si verifichino degli incidenti.

Le misure di tutela per la salute e la sicurezza dei lavoratori hanno come fine il miglioramento delle condizioni di lavoro, ridurre la possibilità di infortuni ai dipendenti dell'azienda, agli altri lavoratori, ai collaboratori esterni ed a quanti si trovano, come i pazienti, all'interno dell'Azienda.

Misure di igiene e tutela della salute devono essere adottate al fine di proteggere non solo il lavoratore quindi, da possibili danni alla salute come infortuni sul lavoro e malattie professionali, ma anche i pazienti, la popolazione in generale e l'ambiente.

Nel nostro paese la salute e la sicurezza sul lavoro sono regolamentate dal D.Lgs. 81/2008 (conosciuto come Testo unico sulla sicurezza sul lavoro), entrato in vigore il 15 maggio 2008, e dalle relative disposizioni correttive, ovvero dal D.Lgs. 106/2009.

Questo decreto, che ha avuto molti precedenti normativi storici (risalenti al 1955) ed altri più recenti (D.Lgs 626/1994), recepisce in Italia, le Direttive Europee (3 agosto 2007, n. 123) in materia di tutela della sicurezza e della salute dei lavoratori, coordinandole in un unico testo normativo. Il decreto prevede inoltre specifiche e pesanti sanzioni a carico degli inadempienti.

Da un punto di vista giuridico, il decreto prescrive specifiche misure di prevenzione e protezione (tecniche, organizzative e procedurali), che devono essere adottate dal datore di lavoro, dai suoi collaboratori (dirigenti e preposti), dal medico competente e dai lavoratori.

1.2 – I nuovi strumenti

L'ospedale ed in generale tutte le strutture sanitarie, raggruppano una molteplicità di rischi e di ambienti, hanno una notevole differenziazione nelle persone presenti non solo in termini di lavoratori, ma anche di pazienti, parenti, ditte esterne, religiosi, studenti, ed è sempre presente la necessità di erogare nell'arco dell'intera giornata tutti i servizi al massimo livello di efficienza.

Il monitoraggio dei livelli di sicurezza di una struttura ospedaliera e la valutazione dei rischi, finalizzata al miglioramento continuo delle condizioni di igiene e di sicurezza dei lavoratori, che hanno effetto direttamente anche sulle condizioni, la qualità e l'affidabilità del servizio erogato, devono essere capillari, approfonditi, precisi e realizzati da persone esperte della materia, dell'organizzazione e degli ambienti.

La valutazione dei rischi è il mezzo principe che il datore di lavoro ha a disposizione per migliorare le condizioni di sicurezza e igiene dei lavoratori e degli ambienti di lavoro, ma non è l'obiettivo finale bensì il punto di partenza per poter prevenire, eliminare o quantomeno ridurre i rischi e le eventuali conseguenze in caso di incidente o di infortunio.

I datori di lavoro, i servizi di prevenzione e protezione, i medici competenti, i direttori sanitari e gli uffici tecnici hanno ora a disposizione una serie di norme e di leggi, oltre che esempi sotto forma di check list e procedure, per una puntuale e capillare individuazione dei pericoli, propedeutica ad un'efficace valutazione dei rischi.

Se da un lato risultano cogenti le imposizioni legislative, dall'altro su base volontaria è possibile adottare un sistema di gestione per la sicurezza dei lavoratori basato sulla norma internazionale di riferimento, la OHSAS 18001 (Occupational Health and Safety Assessment Series), che così definisce un sistema di gestione: *"parte del sistema complessivo di gestione aziendale che facilita la gestione dei rischi per la salute e la sicurezza sul lavoro associati all'attività dell'azienda medesima; include la struttura organizzativa, le autorità e le responsabilità, le attività di pianificazione, i processi, le pratiche, le procedure e le risorse necessarie per lo sviluppo, l'attuazione, il conseguimento, la revisione e il mantenimento della politica aziendale per la sicurezza".*

1.3 - Metodologia per la sicurezza

Gli elementi fondamentali di un Sistema di Gestione per la Salute e la sicurezza sul Lavoro (SGSL) sono:

- La definizione della politica aziendale per la sicurezza con obiettivi generali chiari e misurabili, che contenga tra le altre cose l'impegno al miglioramento continuo.

- La pianificazione di tutte le attività attinenti alla gestione della sicurezza: l'identificazione dei pericoli (Hazard Identification), l'analisi e la valutazione dei rischi (Risk Assessment), l'implementazione delle misure di prevenzione e protezione (Risk Control).

- Lo sviluppo e l'attuazione del sistema attraverso la definizione della struttura organizzativa per la sicurezza, il coinvolgimento del personale, il controllo della documentazione, l'attuazione e il continuo aggiornamento dei piani per la gestione delle attività di routine e di emergenza.

- Il controllo e le azioni correttive attraverso misurazioni delle prestazioni del sistema, monitoraggi, audit, verifiche ispettive, verbali, registrazioni.

- Il riesame periodico della Direzione aziendale per verificare l'idoneità, l'adeguatezza e l'efficacia del sistema, sulla base dei risultati delle attività di controllo, per individuare le modifiche da apportare alla politica, agli obiettivi e alla pianificazione.

Il metodo fondamentale per la gestione del sistema è sintetizzato nel "ciclo di Deming", in cui il processo *politica – programmazione – sviluppo/attuazione – controllo – riesame,* dovrebbe garantire l'aumentare del livello generale di sicurezza ad ogni ciclo.

CAPITOLO 2 – ANALISI DELL'AMBIENTE AI FINI DELLA SICUREZZA

2.1 – Percezione dell'ambiente

L'elevata complessità che caratterizza gli ospedali, sia dal punto di vista strutturale, sia da quello impiantistico e funzionale, li rende, in generale, particolarmente vulnerabili in caso di emergenza (incendio, esplosione o terremoto), mentre l'elevata esposizione dovuta all'affollamento, alla presenza di pazienti non autonomi, ai contenuti tecnologici, rende molto alto il rischio infortunistico.

In Italia, molti ambienti ospedalieri hanno avuto una storia complessa, caratterizzata da successivi ampliamenti e modifiche, a volte intervenute su edifici inizialmente concepiti per altri usi.

Solo nel 1998 è stato emanato un regolamento per la valutazione della sicurezza sismica degli ospedali e per la progettazione ed esecuzione di lavori di adeguamento sismico, che prevede un graduale miglioramento delle prestazioni degli ospedali sotto questo punto di vista.

Entro il 2030 tutti gli edifici destinati a ospedali per acuti dovranno essere in grado di restare operativi dopo un sisma violento. Per quanto concerne, invece, gli ospedali con più di 25 posti letto, nel 2002 è stata pubblicata la regola tecnica di prevenzione incendi per la progettazione, la costruzione e l'esercizio delle strutture sanitarie pubbliche e private: DM 18 settembre 2002.

Questo Decreto Ministeriale, il cui termine di adeguamento avrebbe dovuto essere dicembre 2011, è fondamentale per la sicurezza delle strutture, degli impianti, dei materiali e delle attrezzature e per la gestione delle emergenze; il rispetto della legislazione vigente in materia di antincendio condiziona in maniera sostanziale la progettazione, la realizzazione e l'organizzazione delle strutture ospedaliere.

All'interno degli ospedali oltre al personale dipendente, medici, infermieri, ausiliari, tecnici ed amministrativi, ci sono anche specializzandi, personale contrattista o equiparato, personale addetto ai lavori socialmente utili, volontari, religiosi, oltre a personale, spesso di ditte esterne, quali manutentori, addetti alle pulizie, addetti al servizio bar e mensa, informatori del farmaco, rappresentanti di apparecchiature ed impianti.

Ai fini della sicurezza delle strutture occorre inoltre tener presente che attorno al fulcro dell'ospedale - "il paziente ricoverato o ambulatoriale" – ci sono i parenti, gli amici, i conoscenti che non solo aumentano il numero di persone da evacuare in caso di emergenza, ma impongono anche dal punto di vista progettuale ed edilizio delle soluzioni sicure al fine di evitare l'accesso di persone esterne in aree protette.

Il numero degli accessi e la durata del periodo di visita influenzano anche l'organizzazione dell'ospedale in termini di orari (visite mediche, pasti, etc.) ed in termini di ricambi d'aria e pulizia degli ambienti.

Oggi, sempre più, la struttura ospedaliera si integra con la "vita della città", esistono già numerosi esempi di ospedali in cui sono presenti nell'ingresso principale dei negozi (giornalaio, parrucchiere, farmacia, fioraio, bar, sanitaria, etc.), palestre, supermercati; ciò comporta naturalmente un vantaggio pratico e psicologico al paziente, ma allo stesso tempo impone maggiori regole e una nuova organizzazione della sicurezza.

Organizzazione che deve trasparire a tutte le persone presenti a vario titolo nella struttura, per esempio percorsi d'esodo definiti ed immediatamente identificabili, presidi antincendio visibili, piani di sicurezza esposti con indicato il referente della squadra di emergenza (ed il suo recapito telefonico), opuscoli per la gestione dell'emergenza da consegnare a fornitori e manutentori, in pratica azioni che permettano ai fruitori della struttura di avere una percezione positiva ai fini della sicurezza. Il personale stesso ed i fruitori dei servizi, dovrebbero sentirsi in un luogo "sicuro".

CAPITOLO 3 – GESTIONE DELLA SICUREZZA

3.1 – Sistemi di gestione

E' ampiamente riconosciuto che la gestione della salute e della sicurezza sul lavoro sia parte integrante della gestione aziendale.

Questo aspetto è stato riconfermato anche nel D. Lgs. n. 81 /2008 nel quale, tra l'altro, vengono fornite indicazioni sui modelli di organizzazione e gestione aziendali aventi efficacia esimente della responsabilità di cui al D.Lgs. n. 231/01.

In particolare nel comma 5 dell'art. 30 del D. Lgs. 81/08 viene indicato che *"...in sede di prima applicazione, i modelli di organizzazione aziendale definiti conformemente alle linee guida UNI-INAIL per un sistema di gestione della salute e della sicurezza sul lavoro (SGSL) del 28 Settembre 2001 o al British Standard OHSAS 18001:2007 si presumono conformi ai requisiti di cui al presente articolo per le parti corrispondenti"*.

L'INAIL ha da sempre dato grande importanza a questo strumento e a tal fine ha anche reso disponibile risorse economiche per la sua implementazione (incentivi di sostegno alle imprese) e riconosce una riduzione dei premi assicurativi per le aziende che lo hanno adottato (DM 12/12/2000).

Il SGSL è finalizzato al raggiungimento degli obiettivi di salute e sicurezza, in termini di efficacia ed efficienza, che l'azienda/impresa/organizzazione sceglie volontariamente di porsi. In particolare il SGSL si propone di:

- ridurre progressivamente i costi complessivi della salute e sicurezza sul lavoro, in particolare di quelli derivanti da incidenti, infortuni e malattie professionali minimizzando i rischi cui possono essere esposti i dipendenti e/o i terzi (come clienti, fornitori, visitatori, ecc.);
- aumentare l'efficienza e le prestazioni dell'impresa/organizzazione;

- contribuire al miglioramento dei livelli di salute e sicurezza sul lavoro;
- migliorare l'immagine, sia interna che esterna, dell'azienda/impresa/organizzazione.

CONCLUSIONI

Nel 2010 gli infortuni sul lavoro nei servizi ospedalieri sono stati 15.417, il 2% circa di tutte le denunce registrate nell'industria e servizi e il 43% di quelle del settore della sanità. Nel quinquennio si è rilevato un trend decrescente degli infortuni che nel periodo 2006-2010 è stato pari al -15%, mentre nell'ultimo anno è stato del -2,5% (tab. 1).

La riduzione è in linea con quanto osservato nel complesso dell'Industria e Servizi che registra negli stessi periodi il -17,1% e il -1,7%; diversamente nella Sanità si assiste ad un leggero incremento che nel quinquennio è stato dell'1,4%, mentre nel 2010 è stato dell'1,9%.

	2006	2007	2008	2009	2010
Industria e Servizi	836.329	825.974	790.279	705.241	693.025
Sanità	35.302	34.867	34.457	35.160	35.813
di cui: **Servizi ospedalieri**	18.165	16.811	16.160	15.817	15.417

Tab. 2 – Infortuni in Italia – fonte INAIL

La contrazione degli infortuni è da imputare sostanzialmente a due fattori: la riduzione dell'occupazione legata alla crisi economica internazionale che interessa anche il mercato del lavoro italiano e le misure di prevenzione negli ambienti di lavoro che producono effetti positivi in termini di riduzione di vite umane e disabilità.

Possiamo quindi affermare con certezza che i nuovi sistemi di gestione (Sicurezza e Qualità) assicurano se correttamente applicati, ad oggi, non solo un altissimo grado di controllo sulla gestione, ma anche quel miglioramento continuo che anni addietro non era considerato "indispensabile" nella gestione della sicurezza nelle aziende.

BIBLIOGRAFIA

D.Lgs. 81/08 e s.m.i. – "Attuazione dell'articolo 1 della legge 3 agosto 2007, n. 123, in materia di tutela della salute e della sicurezza nei luoghi di lavoro", - 09/04/2008.

BS OSHAS 18001 – "Occupational Health and Safety Assessment Series" – British Standards Institution (BSI) – 2007.

SGSL- Linee Guida UNI INAIL – "Documento di indirizzo alla progettazione, implementazione e attuazione di sistemi di gestione della salute e della sicurezza sul lavoro" – INAIL -11/2001.

LA SICUREZZA IN OSPEDALE – "Strumenti di valutazione e gestione del rischio" - INAIL ed. 2012.

L'organizzazione per processi in ambito sanitario

Gabriele Meggiato

Mestre, 2/3/2017

INDICE

INTRODUZIONE   5

CAPITOLO 1 - LA GESTIONE PER PROCESSI

1.1 - Definizione di processo   7

1.2 - Organizzazione per processi   11

1.3 - Obiettivi della gestione   15

CAPITOLO 2 - SISTEMI DI GESTIONE

2.1 - Modelli di riferimento   17

2.2 - Integrazione dei sistemi   19

CAPITOLO 3 - GESTIONE OPERATIVA

3.1 - Modello di gestione per processi   21

CONCLUSIONI   25

BIBLIOGRAFIA   27

INTRODUZIONE

In un'ottica manageriale che ormai coinvolge tutte le attività, sia nel settore dei servizi che nel settore produttivo, è d'obbligo per le aziende cercare di ottenere un "miglioramento continuo" nella propria gestione, non solo nei confronti della produttività interna, ma soprattutto nei confronti del "cliente" che nelle aziende sanitarie è sinonimo di paziente, ovvero il fruitore di un servizio.

Le modalità per l'ottenimento di ciò possono essere molteplici, ma tutte hanno un filo conduttore comune, un sistema di gestione basato su specifiche norme (UNI EN ISO 9001, ultima rev. 2008) che prevedono dei requisiti minimi e dei principi comuni, per poter garantire nel tempo, l'efficacia e l'efficienza delle prestazioni di un'azienda.

Il Sistema di Gestione per la Qualità (SGQ), previsto da questa serie di norme (ISO 9000, ISO 9001, ISO 9004), è basato sulla gestione per processi, un approccio trasversale rispetto alla logica gerarchica finora utilizzata in molte aziende.

Con questo documento si vuole evidenziare quale sia l'utilità di una gestione per processi in ambito sanitario.

CAPITOLO 1 - LA GESTIONE PER PROCESSI

1.1 - Definizione di processo

Un processo è l'insieme delle operazioni che consentono di trasformare un determinato valore di ingresso (input) in un valore di uscita desiderato (output), fornendo valore al prodotto o al servizio.

Se non vi è valore aggiunto, non si determina un processo, inoltre un processo non può essere privo di input, così come non può essere privo di output.

Si tratta di un concetto che vede i processi non fine a se stessi ma inseriti in una sequenza tra paziente (cliente) poiché si aspetta dei requisiti minimi dalla struttura sanitaria, e paziente (cliente) in quanto percettore della qualità erogata (prestazione sanitaria).

Il processo non è qualcosa di tecnico e freddo, fatto di procedure, attrezzature, flussi di attività, tecniche di analisi. Il processo ha una propria "vita" poiché è gestito da persone, ha origine, nella sua globalità da un insieme di persone e metodologie, in cui le attrezzature sono uno strumento al servizio delle persone.

L'applicazione di tale approccio all'interno di un'organizzazione sanitaria complessa consente l'individuazione e quindi la necessità di governo, di processi gestionali e di processi sanitari.

La corretta applicazione dei processi richiede che la direzione attivi al meglio le risorse per la realizzazione dei processi stessi, ne misuri i risultati, e identifichi, rendendole concrete, le opportunità di miglioramento.

Tale approccio costituisce un indirizzo di estrema importanza per gestire l'organizzazione in modo da rendere univoci, per ogni attività/processo, gli obiettivi da perseguire, le responsabilità connesse, i risultati attesi e i rapporti tra le aree aziendali coinvolte.

Occorre, pertanto, che l'organizzazione dimostri di aver compreso l'importanza e il significato dell'approccio per processi, pena l'incapacità di conseguire una conformità sostanziale alla norma di riferimento (UNI EN ISO 9001- 2015).

Va ricordato che, mentre raccomanda l'approccio per processi alla gestione per la qualità, la norma non richiede esplicitamente che tale approccio sia applicato anche ad altre tipologie di sistemi di gestione aziendale, siano essi già strutturati e regolati da altre norme o meno, quali per esempio: sistemi di gestione per la salute e sicurezza sui luoghi di lavoro, sistemi di gestione ambientale, sistemi di gestione per la sicurezza delle informazioni ed altri.

In ogni caso, ai sensi dello spirito della norma, l'adozione di un approccio per processi anche per tutti gli altri sistemi di gestione aziendale è auspicabile e raccomandabile.

Alla luce di quanto sopra detto, è necessario che le metodologie di audit, intese anche come controlli interni, siano orientate ad analizzare tutti i processi dell'organizzazione.

1.2 - Organizzazione per processi

Ogni processo, deve avere uno scopo ben definito che generalmente coincide con il nome del processo stesso e solitamente identifica la ragione per cui esiste il processo.

Le singole attività che compongono ciascun processo, e quindi anche il processo nel suo insieme, sono caratterizzate da tre elementi fondamentali:

> ➢ Il costo dell'attività, quindi il costo del processo;
>
> ➢ Il tempo di esecuzione dell'attività;
>
> ➢ La qualità nello svolgimento dell'attività.

Questi elementi esprimono in modo sintetico l'efficacia e l'efficienza con cui un processo è svolto.

L'adozione di una visione per processi porta in molti casi al superamento della classica organizzazione funzionale e alla definizione di una nuova struttura organizzativa basata sui processi. Le fasi principali di tale gestione sono:

> Identificazione dell'ambito di riferimento e i benefici attesi;

> Definizione dei processi critici;

> Eliminazione delle inefficienze organizzative;

> Individuazione delle interfacce tra le funzioni;

> Individuazione di uno strumento di gestione corretto;

> Individuazione della metodologia per il miglioramento;

> Definizione di obiettivi concreti per il miglioramento;

> Instaurare la filosofia del miglioramento continuo.

Non si può affermare categoricamente che l'adozione di una visione per processi comporti in pratica l'azzeramento della struttura organizzativa funzionale e la sua sostituzione con una struttura basata sui processi: al contrario, spesso le due realtà organizzative convivono all'interno della stessa azienda realizzando un equilibrio non sempre agevole e stabile.

Per chiarezza, è opportuno segnalare la differenza tra l'organizzazione per processi e la classica organizzazione per funzioni.

Questa tipologia organizzativa è caratterizzata da una doppia dipendenza gerarchica: quella orizzontale legata al progetto o alla linea del prodotto/servizio e coordinata dal *responsabile di processo* e quella verticale legata al *responsabile della funzione*.

Nella struttura per processi non è prevista la doppia gerarchia: ogni operatore dipende gerarchicamente soltanto dal *responsabile di processo* e viene valutato per il grado di contributo che è in grado di offrire rispetto agli obiettivi del processo stesso.

1.3 - Obiettivi della gestione

L'obiettivo generale della gestione per processi, sia esso di tipo incrementale (miglioramento continuo) che radicale (reengineering), è la creazione di valore per l'azienda.

La crescita del valore si può ottenere attraverso la ricerca sistemica, continua, perfino ossessiva di tutte le opportunità. Tali opportunità sono da ricercare in tutte le scelte rilevanti attinenti alla gestione operativa.

La via principale per la creazione di valore senza ricorrere ad operazioni particolari è sicuramente quella della gestione (e quindi del miglioramento) dei processi. Processi migliori possono essere fonte di creazione di valore, processi più efficaci consentono di creare valori per il cliente/paziente (prodotti/servizi di migliore qualità a costi inferiori e in tempi ridotti).

Il valore generato percepito dal cliente/paziente, in seguito si traduce in valore per l'azienda attraverso il riconoscimento di una maggiore richiesta di prodotto/servizio.

L'obiettivo generale di creazione di valore comprende e riassume in sé una serie di altri obiettivi specifici che caratterizzano la gestione dei processi:

> La riduzione dei costi del processo;

> La riduzione dei tempi del processo;

> Il miglioramento della qualità di esecuzione del processo.

Non si tratta di obiettivi tra loro alternativi, al contrario essi coesistono nell'ambito delle esperienze concrete di gestione dei processi; si tratta di obiettivi normalmente correlati.

La fissazione degli obiettivi di costo, tempo, qualità e/o valore avvengono concretamente identificando delle idonee misure, generalmente di tipo quantitativo, che servono non solo come guida costante delle azioni di gestione dei processi ma anche come parametro di verifica dei risultati ottenuti.

CAPITOLO 2 - SISTEMI DI GESTIONE

2.1 - Modelli di riferimento

La serie ISO 9000 è una famiglia di norme che specifica i requisiti per i sistemi qualità, sono emanate dalla ISO (Organizzazione Internazionale di Normazione).

Le norme sui sistemi qualità, identifica quelle caratteristiche che possono aiutare un'azienda a soddisfare concretamente i requisiti dei propri clienti.

I sistemi qualità consistono nel valutare come e perché le cose vengono fatte, nel descrivere come vengono eseguite e nel documentarne i risultati per dimostrare che sono state effettuate.

Il Sistema Qualità è, infatti, quel sistema che, attraverso il controllo delle forniture, della gestione del sistema di produzione e di erogazione del servizio, consente di perseguire costantemente la soddisfazione del cliente attraverso prodotti e servizi conformi alle specifiche date.

La definizione di qualità in ambiente sanitario stabilita dall'O.M.S. (Organizzazione mondiale della sanità) è la seguente: *"un programma qualità di un sistema sanitario ha lo scopo di garantire che ciascun paziente riceva l'insieme degli interventi diagnostici, terapeutici ed educativi più indicati, al costo minore possibile per lo stesso risultato, con il rischio minore possibile di complicazioni iatrogene e con la sua soddisfazione rispetto agli interventi ricevuti, i contatti umani con il personale ed agli esiti"*

2.2 - Integrazione dei sistemi

Gestire per processi comporta lo sviluppo di una visione complessiva delle problematiche aziendali, che rende necessario valutare le performance non sul singolo processo ma nella loro complessità e interazione (valutazioni globali).

Viene naturale pensare quindi a una integrazione dei sistemi di gestione, che sfruttando il sistema già in essere possono ove possibile, trarre notevoli benefici andando oltre alla "qualità totale", assicurata dalle norme della serie ISO 9000. A tali norme, a far data dall'anno 2000, è stata data una struttura tale da favorire l'integrazione con altri sistemi di gestione.

Considerata la nuova struttura facilmente integrabile e nella convinzione che la qualità sia alla base di ogni sistema manageriale, le norme ISO 9001 e ISO 9004 sono considerate come le fondamenta dei Sistemi di Gestione. Da queste fondamenta si può partire per costruire un sistema di gestione più ampio, ugualmente efficace ed efficiente, che può includere anche l'ambiente (ISO 14001), la sicurezza (OHSAS 18001) e l'etica (SA 8000).

CAPITOLO 3 - GESTIONE OPERATIVA

3.1 - Modello di gestione per processi

Il modello operativo per la realizzazione dell'organizzazione per processi si può articolare in due fasi principali:

1) Identificazione dei processi principali e delle priorità per l'organizzazione.

2) Realizzazione e miglioramento della gestione per processi.

Per governare i processi, l'organizzazione dovrebbe iniziare definendo quale sia la propria missione e quali siano gli obiettivi strategici.

La missione rappresenta la ragion d'essere dell'organizzazione, mentre gli obiettivi strategici sono una tappa fondamentale per l'organizzazione che deve chiedersi "cosa" fare per ottenere successo.

Il vertice assieme ai responsabili di processo dovrà definire "come" raggiungere la soddisfazione del cliente e l'organizzazione dovrà mantenere la capacità di allineare gli obiettivi dei processi aziendali agli obiettivi di mercato. La prima fase prosegue con l'identificazione dei processi principali che costituiscono il patrimonio dell'organizzazione, possono essere suddivisi in:

- Processi strategici, quali i processi competitivi, quelli cui mira l'organizzazione per superare la concorrenza e i processi d'innovazione e trasformazione, che forniranno le capacità necessarie per il futuro. L'insieme di questi due processi costituisce il successo attuale e futuro dell'organizzazione.

- Processi operativi, quei processi ai quali è demandata la realizzazione dei prodotti o dei servizi dell'organizzazione e i processi di supporto, che aggiungono efficienza ed efficacia ai processi operativi.

L'ultimo aspetto della prima fase è rappresentato dall'identificazione delle priorità per l'organizzazione che scaturiscono dal confronto tra gli obiettivi strategici e il contributo dei processi al loro conseguimento.

La seconda fase operativa per la gestione dei processi utilizza il PDCA (Plan, Do, Check, Act), sistema nato per risolvere i problemi aziendali, rappresenta l'approccio scientifico ai sistemi di gestione.

E' una metodologia di validità universale perché consente di affrontare in maniera rigorosa e sistematica qualsiasi attività, ottenendo un miglioramento continuo.

CONCLUSIONI

L'analisi e la gestione per processi, integrata da un'attività di costruzione/ridefinizione ciclica degli stessi, consentono l'identificazione dei bisogni del cittadino e di quei bisogni che non sono attualmente soddisfatti dall'azienda.

Con una gestione per processi è possibile quindi, mettere in evidenza le eventuali interdipendenze esistenti e, tra queste, quelle maggiormente complesse che possono causare il fallimento nella soddisfazione della domanda di salute del cittadino. Non solo, si è così in grado di identificare le attività che non creano valore aggiunto nell'ambito della prestazione e porvi rimedio.

Per soddisfare i bisogni espressi dalla domanda, il nostro sistema dovrà essere incentrato sull'orientamento al cittadino, garantendo, con un approccio sistemico, il miglioramento continuo dei processi in atto. Miglioramento che deve essere perseguito anche mediante un processo di accreditamento, sia esso istituzionale, professionale o di eccellenza.

In questo modo, la qualità delle prestazioni sarà collegata alla capacità dell'organizzazione di integrare le diverse competenze esistenti, invece che tendere all'ottimizzazione delle singole funzioni svolte dalle unità organizzative interne, come da vecchio approccio.

BIBLIOGRAFIA

DECRETO LEGISLATIVO 30 dicembre 1992, n. 502.
Riordino della disciplina in materia sanitaria, a norma dell'articolo 1 della legge 23 ottobre 1992, n. 421 - (GU n.305 del 30-12-1992 - Suppl. Ordinario n. 137).

DECRETO LEGISLATIVO 19 giugno 1999, n. 229.
Norme per la razionalizzazione del Servizio sanitario nazionale, a norma dell'articolo 1 della legge 30 novembre 1998, n. 419 - (GU n.165 del 16-7-1999 - Suppl. Ordinario n. 132).

Legge regionale del Veneto 16 agosto 2002, n. 22.
Autorizzazione e accreditamento delle strutture sanitarie, socio-sanitarie e sociali - (BUR n. 82/2002).

Linee guida UNI 9001:2008.
Criteri per un approccio efficace ed omogeneo alle valutazioni di conformità alla norma ISO 9001:2008 *"Sistemi di gestione per la qualità - Requisiti"*.

UNI EN ISO 9001:2015 *"Sistemi di gestione per la qualità – Requisiti"*.

UNI EN ISO 9004:2009 *"Gestire un'organizzazione per il successo durevole – L'approccio della gestione per la qualità"*.

Gli indicatori positivi della salute organizzativa

Gabriele Meggiato

Mestre, 2/3/2017

SOMMARIO

INTRODUZIONE..5

CAPITOLO 1 - LA SALUTE ORGANIZZATIV9A

1.1 - Definizione di "salute organizzativa"............9

1.2 - La salute organizzativa nelle Aziende Sanitarie 11

1.3 - Metodologia per assicurare la salute organizzativa.......................................15

CAPITOLO 2 - ANALISI DEL CLIMA ORGANIZZATIV21O

2.1 - Percezione dell'ambiente............................21

CAPITOLO 3 - INDICATOR27I

3.1 - Indicatori di benessere 27

CAPITOLO 4 - COUNSELLIN31G

4.1 - Counselling e benessere organizzativo 31

4.2 - Comportamento dell'organizzazione.......... 32

4.3 - Relazione di aiuto nei processi 35

4.4 - Lo sviluppo del contesto organizzativo 37

BIBLIOGRAFIA 41

INTRODUZIONE

Per arrivare all'odierno concetto di salute organizzativa, sono stati rivisti e modificati nel tempo la concezione di salute e l'approccio alla sicurezza nelle aziende. Le prime valutazioni e considerazioni sulla salute dei lavoratori sono datate inizio '900, ma mancava una qualsiasi concezione di base della salute, che significava semplicemente "assenza di malattia", inoltre non erano presenti ancora delle strategie di intervento.

Successivamente si è passati da una concezione meccanicistica dei rischi di infortunio in termini di danni fisici e di cura del danno, all'interesse per gli aspetti biologici, psicologici e sociali.

Le strategie di intervento sono state dapprima incentrate sulla cura del danno fisico e mentale poi sulla prevenzione. Negli anni '80/'90 cresce una maggiore attenzione e conoscenza dei fattori organizzativi che minacciano la salute e la sicurezza, si sviluppa quindi un approccio preventivo e si introduce il concetto di promozione della salute. Una nuova svolta si ha alla fine degli anni '90 in cui la concezione della salute viene completamente rivista: la salute viene definita non come "assenza di malattia" ma come "stato di benessere psicofisico".

Le successive strategie di intervento saranno basate essenzialmente sull'importanza della promozione della cultura della salute e della sicurezza (D.lgs. 626/94 e D.Lgs. 81/08).

Attualmente, con il termine di "Salute organizzativa" ci si riferisce alla capacità di un'organizzazione non solo di essere efficace e produttiva, ma anche di crescere e svilupparsi promuovendo e mantenendo un adeguato grado di benessere fisico e psicologico, alimentando costruttivamente la convivenza sociale dei lavoratori.

Quando si verificano condizioni di scarso benessere organizzativo si possono determinare, fenomeni quali diminuzione della produttività, assenteismo, bassi livelli di motivazione, stress e burnout, ridotta disponibilità al lavoro, carenza di fiducia, mancanza di impegno, aumento di reclami da parte degli utenti.

Questi e altri indicatori di malessere rappresentano il riflesso dello stato di disagio e malessere psicologico dei lavoratori. La riduzione della qualità della vita lavorativa in generale e la diminuzione del senso individuale di benessere rendono, pertanto, difficile la convivenza e lo sviluppo dell'azienda. E' necessario in ogni organizzazione quindi, monitorare in modo efficace la salute organizzativa, valutando nel tempo, tutti quegli indicatori che possono permettere di identificare eventuali problemi organizzativi sul nascere. Questo breve lavoro vuole evidenziare quali siano gli indicatori positivi della salute organizzativa di un'azienda sanitaria.

CAPITOLO 1 - LA SALUTE ORGANIZZATIVA

1.1 - Definizione di "salute organizzativa"

Con il termine di "salute organizzativa" o "benessere organizzativo", ci si riferisce alla capacità di un'organizzazione non solo di essere efficace e produttiva, ma anche di crescere e svilupparsi promuovendo e mantenendo un adeguato grado di benessere fisico e psicologico, alimentando costruttivamente la convivenza sociale dei lavoratori.

Il benessere organizzativo risiede nella qualità della relazione esistente tra le persone e l'ambiente di lavoro, è per questo che le aziende possono contribuire o meno al benessere generale e influire direttamente sullo stato di salute dell'intero sistema aziendale, utilizzando metodi e procedure appropriate.

Quando si verificano condizioni di scarso benessere organizzativo si determinano, concretamente, fenomeni quali diminuzione della produttività, bassi livelli di motivazione, assenteismo, stress e burnout, ridotta disponibilità al lavoro e minore impegno, carenza di fiducia, aumento di reclami da parte degli utenti.

Questi e altri indicatori di malessere rappresentano il riflesso dello stato di disagio e malessere psicologico di chi lavora all'interno di questo contesto aziendale. La riduzione della qualità della vita lavorativa in generale e la diminuzione del senso individuale di benessere, rendono pertanto difficile la convivenza e lo sviluppo dell'organizzazione stessa.

1.2 – La salute organizzativa nelle Aziende Sanitarie

I cambiamenti susseguitisi anche recentemente nelle Aziende Sanitarie, hanno comportato una nuova configurazione del lavoro: dalla riduzione del lavoro operativo, a nuove complessità legate alla governance aziendale, a mutamenti nelle relazioni con gli stakeholders e con la tipologia di cliente/utente, si sono sviluppate praticamente nuove professionalità in rapporto ai nuovi bisogni.

La complessità dell'organizzazione comporta sempre di più mutamenti nelle condizioni di lavoro di tipo quali/quantitativo, pertanto è necessario che la le persone che operano nei servizi pubblici siano competenti, motivate e abbiano consapevolezza della utilità del loro ruolo.

Le Aziende Sanitarie, sia al fine di perseguire la propria mission che per poter svolgere ulteriori attività, siano esse cogenti (garantire la tutela della salute pubblica) oppure volontarie (attività di volontariato all'interno dell'azienda in regime convenzionale) si trovano a dover cambiare velocemente la propria struttura organizzativa, i propri processi di lavoro e la composizione del proprio personale.

La qualità del personale è la prima cosa da considerare per ottenere performance migliori, pertanto per poter "trovare" personale adeguatamente preparato bisogna operare oculatamente sul mercato del lavoro, l'azienda deve cioè cercare di essere maggiormente attrattiva per avere una più vasta scelta, fra personale più professionalizzato e giovani più talentuosi, nell'ottica sempre di una politica di trasparenza e correttezza nelle selezioni, valorizzando titoli ed esperienze (anche extrascolastiche).

Un'altra importante attività consiste nel far acquisire al proprio personale un maggior senso di appartenenza alla struttura aziendale, trasmettendo le giuste motivazioni.

In un simile contesto lavorativo, migliorerebbe anche la comunicazione interpersonale, necessaria per la trasmissione di informazioni, utili sia per il lavoro che per gli utenti.

E' molto importante il mantenimento della formazione e l'aggiornamento delle capacità lavorative, anche multidisciplinari, legate cioè non solo all'ambito lavorativo nel quale si è posti, ma estendendo le conoscenze anche in altri campi, favorendo una professionalità trasversale utilissima in casi di mutamenti radicali e/o rapidi nella propria organizzazione di lavoro.

Nell'ambito, quindi, delle necessità dell'organizzazione del personale, va inserita l'analisi del benessere organizzativo.

1.3 - Metodologia per assicurare la salute organizzativa

La salute organizzativa deve comporsi in conformità a osservazioni e/o interventi in ambiti multidisciplinari, spaziando dai vari fattori ambientali, fisici (legati alla singola persona) e sociali (che coinvolgono il complesso di relazioni che il lavoratore ha, sia nella sua situazione lavorativa che in quella legata alla sfera degli interessi sia personali che affettivi).

L'analisi pertanto deve focalizzarsi su questi principali fattori di intervento, osservando quelle che sono le principali categorie di reazione del lavoratore alla vita aziendale nonché ad eventuali cambiamenti.

Uno dei primi fattori è lo stress, sorvolando sulla descrizione che quest'ultimo ha nel campo della medicina, si può definire in questo modo: Lo stress rappresenta la "pressione" di eventi psicologici che causano, nell'organismo, una reazione generale di adattamento agli stessi.

Oltre ad un "evento psicologico" possiamo estendere questa definizione anche come la reazione ad un semplice fattore di cambiamento, interno od esterno.

Lo stress è quindi un fenomeno molto soggettivo, in quanto ognuno percepisce e reagisce a possibili stressors, ovvero situazioni percepite potenzialmente stressanti, in modo diverso.

Il termine generico stress va però distinto in distress, come stress "negativo" e disadattativo, che può condurre anche a reazioni patologiche, ed in eustress come stress "positivo", che deriva dall'attivazione dell'energia che gli impegni derivanti dalle pressioni ambientali stimolano nel soggetto.

Non basta però osservare come la persona sia in grado o meno di gestire e di affrontare situazioni stressanti, l'analisi deve spostarsi anche sul "come" certi ambienti lavorativi possano provocare o alleviare stati di disagio e di forte pressione.

L'analisi dello stress, infatti, va confrontata con l'analisi della struttura organizzativa. E' necessario valutare i vari "pesi" che un determinato sistema di lavoro porta sulla persona, con riguardo alle condizioni singole del lavoratore stesso.

L'approccio migliore, riguardo questo tipo di analisi, consiste nell'individuare determinate aree di intervento: una diretta al singolo, una diretta all'organizzazione, una diretta al binomio organizzazione-individuo, inteso come l'insieme delle relazioni personali volte a favorire gruppi di lavoro.

L'approccio alla singola persona consente di potenziare le risorse individuali necessarie ad affrontare con maggiore efficacia le situazioni ritenute stressanti. L'approccio all'organizzazione, invece, può favorire i cambiamenti nella struttura stessa o nella selezione e formazione dei lavoratori, o a politiche aziendali flessibili e orientate al coinvolgimento positivo delle persone.

L'analisi orientata ai gruppi di lavoro dà la possibilità di agire sui rapporti interpersonali e sul rapporto uomo-ambiente di lavoro.

In questo caso si può intervenire in base ad almeno tre livelli:

- primario, inteso come riduzione dei fattori causanti lo stress;
- secondario, inteso come gestione dello stress;
- terziario, inteso come assistenza e supporto al lavoratore.

Il livello primario, a differenza degli altri, si fonda sulla prevenzione, cercando di eliminare una probabile fonte di stress prima che quest'ultimo si manifesti, invece di agire sulle conseguenze, si modificano quei fattori organizzativi ritenuti possibili cause di stress.

Un'organizzazione in salute, non necessiterebbe di interventi di secondo e terzo livello, poiché interverrebbe direttamente sulle potenziali cause di stress e non sulle relative conseguenze.

Al fine di poter valutare lo "stato di salute" di un'organizzazione lavorativa bisogna effettuare un'analisi del clima organizzativo, e valutare quindi una serie di indicatori di "benessere" o "malessere" organizzativo.

CAPITOLO 2 – ANALISI DEL CLIMA ORGANIZZATIVO

2.1 – Percezione dell'ambiente

Il termine "clima organizzativo" indica la percezione di un determinato ambiente da parte delle persone, percezione che è in grado di condizionare e influire sull'andamento delle attività in quell'ambiente e sui vissuti di quelle stesse persone (fig. 1). Va tenuto in considerazione che non sono solo i componenti dell'organizzazione a percepire un clima, ma anche i soggetti esterni.

Queste sensazioni percepite, possono essere ampiamente condivise dai membri della stessa unità lavorativa, ma nella stessa azienda possono esistere climi molteplici poiché l'ambiente organizzativo può essere percepito diversamente da membri appartenenti a livelli diversi, di diversa posizione gerarchica, oppure di uffici diversi ma nella stessa posizione.

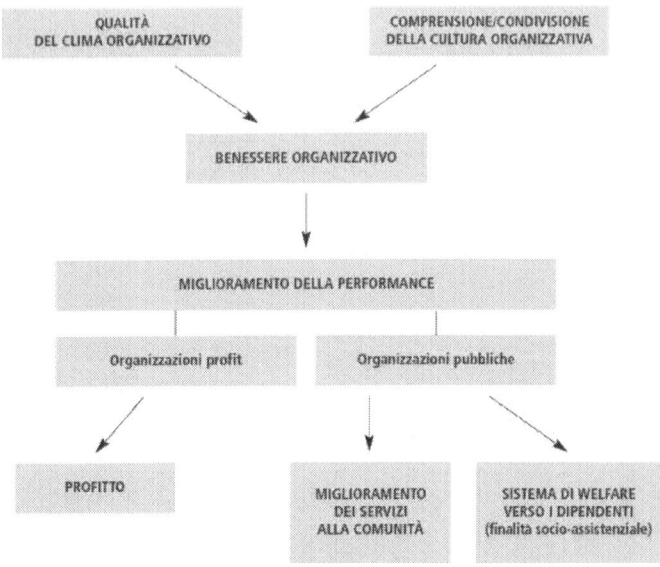

Figura 1 - Schema del rapporto benessere/performance in organizzazioni private e pubbliche.

L'analisi del clima organizzativo va condotta seguendo il metodo della ricerca-intervento: si raccolgono e analizzano dati allo scopo di intervenire sul sistema che si vuole osservare.

Gli ambienti di indagine solitamente riguardano:

- grado di "trasparenza" delle decisioni assunte (Perché si è deciso così? Chi ha deciso?);

- trasmissione (vista con un senso più ampio della sola comunicazione) ai vari livelli gerarchici sottoposti, degli scopi e delle modalità degli obiettivi raggiunti;
- ambito di sviluppo e promozione delle potenzialità dei dipendenti, come incoraggiamento o scoraggiamento al proseguimento degli studi, valorizzazione gli interventi esterni nei convegni, in pubblicazioni, in formazione esterna;
- grado di circolazione delle informazioni;
- ambito di collaborazione (o si è in presenza di un ambito di lavoro concepito come un bene di proprietà in cui nessuno può "toccare le cose altrui"?);
- sicurezza, comfort, igiene dell'ambiente di lavoro;
- politiche retributive;
- sentimento di utilità sociale dei dipendenti;
- predisposizione alle innovazioni;

- grado di conflittualità dei dipendenti (eventuale).

Un'analisi del clima aiuta molto all'individuazione degli indicatori necessari, essa serve a capire, o meglio a testare il buonumore/malumore dei dipendenti, individuare le aree critiche sui cui bisogna intervenire e quelle nelle quali non è necessario.

L'analisi del clima, da eseguire mediante questionari (uno dei metodi più diffusi è il questionario MOHQ), deve essere fatta in forma assolutamente anonima, favorendo però una forma di "auto-selezione" delle risposte in modo da individuare non chi ha dato le risposte, ma quale tipologia di dipendente le fornisce con una certa omogeneità, cercando, infine, le motivazioni che possono spingere ad eventuali malumori nel clima lavorativo.

Un organizzazione può quindi considerarsi in buona salute se:

- allestisce un ambiente di lavoro confortevole, accogliente e soprattutto salubre;
- pone obiettivi espliciti e chiari ed è coerente tra enunciati e operatività;
- riconosce e valorizza le competenze, gli apporti dei dipendenti e le nuove potenzialità;
- ascolta attivamente;
- mette a disposizione le informazioni pertinenti al lavoro;
- è in grado di gestire la conflittualità entro livelli tollerabili di convivenza;
- stimola un ambiente relazionale franco, comunicativo e collaborativo;
- assicura scorrevolezza operativa e supporta l'azione verso gli obiettivi definiti;
- assicura equità di trattamento a livello retributivo, di assegnazione di responsabilità, di promozione del personale;

- opera per mantenere livelli tollerabili di stress;

- stimola, nei lavoratori il senso di utilità sociale contribuendo a dare senso alla giornata lavorativa dei singoli e al loro sentimento di contribuire a risultati comuni;

- adotta le azioni necessarie per prevenire gli infortuni e i rischi professionali;

- definisce i compiti dei singoli e dei gruppi garantendone la fattibilità;

- è aperta all'ambiente esterno e all'innovazione tecnologica e culturale.

CAPITOLO 3 - INDICATORI

3.1 – Indicatori di benessere

Non è possibile conoscere il reale stato di "salute" organizzativa di un'azienda, se non pesando attentamente quelle informazioni derivate dai questionari somministrati ai lavoratori e ricercando in esse i "sintomi" positivi, gli indicatori di benessere, che si possono così riassumere:

1. **Soddisfazione per l'organizzazione.**
   Gradimento dei lavoratori per l'appartenenza a un'organizzazione ritenuta di valore.

2. **Voglia di impegnarsi per l'organizzazione.**
   Desiderio di lavorare per l'organizzazione, anche oltre il richiesto, per il bene della stessa.

3. **Sensazione di far parte di un team.**
   Percezione di lavorare, uniti, verso un

obiettivo. Percezione di una coesione emotiva nel gruppo.

4. **Voglia di andare al lavoro.**

   Quotidiano piacere nel recarsi al lavoro.

5. **Sensazione di autorealizzazione.**

   Sensazione che, lavorando per l'organizzazione, siano soddisfatti anche bisogni personali.

6. **Convinzione di poter cambiare le condizioni negative attuali.**

   Fiducia che l'organizzazione ed i suoi team abbiano la capacità di superare gli aspetti negativi esistenti.

7. **Rapporto equilibrato tra vita lavorativa e privata.**

   Percezione di un giusto equilibrio tra lavoro, tempo libero e famiglia.

8. **Relazioni interpersonali positive.**

   Soddisfazione per le relazioni interpersonali costruite sul posto di lavoro.

9. **Valori organizzativi condivisi.**

   Condivisione dell'operato e dei valori espressi dall'organizzazione.

10. **Credibilità del management.**

    Fiducia nelle capacità gestionali e professionali della dirigenza.

11. **Stima del management.**

    Apprezzamento delle qualità umane e morali della dirigenza.

12. **Percezione di successo dell'organizzazione.**

    Rappresentazione della propria organizzazione come apprezzata all'esterno.

Per ottenere quindi un reale benessere organizzativo, serve, in ogni organizzazione, mettere in gioco sempre degli interventi su più aree, che possono essere la revisione dei flussi e delle procedure, la riorganizzazione delle risorse interne, la fornitura alle risorse umane di strumenti di gestione dello stress ed interventi sullo sviluppo delle capacità di leadership (sia per coordinatori che per dirigenti).

CAPITOLO 4 – COUNSELLING

4.1 – Counselling e benessere organizzativo

Il counselling viene utilizzato, quando l'azienda si rende consapevole dell'importanza che gli aspetti emozionali rivestono per il buon prosieguo della vita dell'organizzazione.

L'orientamento all'approfondimento tra il benessere organizzativo ed il benessere psicologico, può essere considerato il precursore del counselling organizzativo.

L'organizzazione deve sempre porre l'attenzione alla dimensione relazionale delle proprie risorse umane, in quanto è un ambiente favorevole alla crescita e allo sviluppo dell'individuo e dell'organizzazione.

La dinamica del cambiamento coinvolge sia gli elementi del sistema uomo sia quelli del sistema ambiente (aziendale), con una grande integrazione reciproca. Si realizza solo attraverso la partecipazione attiva delle persone del sistema/processo/ambiente oggetto dell'intervento.

4.2 - Comportamento dell'organizzazione

L'organizzazione deve mantenere un approccio multidisciplinare, di natura psicologica, sociologica ed in fondo, anche economico, per il raggiungimento dell'obiettivo di migliorare le azioni e le interazioni dei singoli e dei gruppi nell'organizzazione stessa.

Comprendere e predire i fattori chiave delle prestazioni individuali, di gruppo e dell'organizzazione, il suo funzionamento e le sue criticità, intervenendo nelle aree di possibile miglioramento, è di importanza strategica dal punto di vista manageriale.

Le risorse umane costituiscono la principale fonte di vantaggio competitivo e vengono considerate, sempre più, un fattore strategico di successo per l'organizzazione, un "qualcosa" su cui investire, ben sapendo che qualsiasi investimento, se ben realizzato, sarà in futuro, sotto più punti di vista, ben ripagato.

Per questo è sempre necessario per l'organizzazione garantire un costante sviluppo professionale delle risorse umane. Cercare di integrare gli obiettivi dell'organizzazione con la crescita delle persone attraverso una serie di stimoli d'attivazione cognitiva ed emotiva.

Lo sviluppo professionale deve essere visto nell'ambito di una dimensione psicologica complessiva della persona.

4.3 – Relazione di aiuto nei processi

La relazione di aiuto/consulenza, nei processi aziendali, intesa come relazione d'aiuto fra persone, gruppi ed organizzazioni, affronta le dinamiche della relazione d'aiuto caratterizzata da una interazione molto complessa tra chi chiede e chi offre aiuto.

La particolarità della "consulenza di processo", prevede che il consulente non imponga le sue soluzioni agli altri, prendendo e risolvendo il problema come fosse suo, ma lo lascia al cliente, aiutando a capire il problema, a definirlo ed a risolverlo con le proprie capacità.

Si produrranno così cambiamenti comportamentali, attraverso l'apprendimento di nuovi valori e di nuovi schemi cognitivi, prodotti da un lavoro di riflessione, di verifica e di azione, ponendo attenzione a ciò che accade nell'esperienza.

Il cambiamento si concretizza attraverso l'apprendimento dato dalle esperienze, che raggruppa differenti modalità di acquisizione:

- l'osservazione riflessiva (comprensione del significato delle idee e delle situazioni, per mezzo dell'osservazione condotta sul vissuto personale, sul comportamento, proprio ed altrui o sulla dinamica interpersonale derivata dall'esperienza concreta);
- la concettualizzazione astratta (i concetti e la logica, influenzati dai modelli di riferimento interpretativi individuali);
- la sperimentazione attiva (il cambiamento di persone e situazioni mediante l'azione reale e concreta volta all'ottenimento di risultati).

4.4 – Lo sviluppo del contesto organizzativo

Si ottiene inducendo i contesti organizzativi a sviluppare le abilità personali e relazionali, per un comportamento adattivo e positivo, per rendere le singole risorse umane capaci di affrontare efficacemente le richieste e le sfide della vita quotidiana e in primis di assumersi la responsabilità delle proprie azioni.

E' un lavoro incentrato sulla persona, con la sua identità personale e professionale, che comprende le "life skills", capacità umane collocate in specifiche aree:

- area della comunicazione interpersonale e delle relazioni umane;
- area del problem solving e del decision making;
- area del benessere fisico e della cura di sé;
- area dello sviluppo dell'identità e della progettualità.

Lavoro ed azioni che verranno poi trasformate in azioni organizzative.

CONCLUSIONI

Il benessere organizzativo è da ricercare quindi nella qualità delle relazioni esistenti tra le persone e l'ambiente di lavoro.

Promuovere e perseguire la salute organizzativa in azienda significa aumentare la produttività ed evitare i costi derivanti dalle situazioni, reali o potenziali, di disagio e di stress.

L'obiettivo si può raggiungere affrontando il tema della gestione delle risorse umane con un'attenzione particolare agli aspetti che influiscono, in modo oggettivo o soggettivo, sulle "percezioni positive" dei lavoratori, individuando i fattori di rischio e le modalità più opportune attraverso le quali eliminarli, quando possibile, o controllandoli in modo consapevole.

Va utilizzato un approccio metodologico specifico, personalizzato di volta in volta sulle dimensioni, il settore di attività e le specificità di ogni singola organizzazione, il counselling in questo caso, applicato ad un processo o ad un'attività professionale, può far orientare, sostenere e sviluppare le potenzialità dell'organizzazione, promuovendone atteggiamenti attivi, propositivi e stimolando le capacità di scelta dei singoli e dei gruppi.

BIBLIOGRAFIA

Salute Organizzativa – "Psicologia del benessere nei contesti lavorativi", Francesco Avallone, Alessia Paplomatas - 01/2005 - Cortina Editore

Il vantaggio del clima – "La ricerca del clima per lo sviluppo organizzativo", Alessia D'Amato, Vincenzo Majer – 07/2005 – Cortina Editore

http://www.psicologiadellavoro.org - Sito che si propone di fornire contenuti e strumenti a chi opera nell'ambito della psicologia del lavoro e delle organizzazioni.

20857961R00060

Printed in Great Britain
by Amazon